LES DÉSÉQUILIBRÉS

DU VENTRE;

ENTÉROPTOSIQUES ET DILATÉS

PAR

Le Dr E. TRASTOUR,

Professeur de clinique médicale à l'École de Médecine
de plein exercice de Nantes.

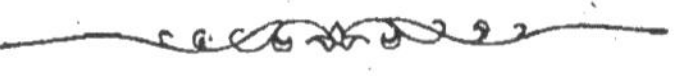

PARIS,

A. COCCOZ, LIBRAIRE-ÉDITEUR,

RUE DE L'ANCIENNE COMÉDIE, 11.

1889.

LES DÉSÉQUILIBRÉS

DU VENTRE;

ENTÉROPTOSIQUES ET DILATÉS

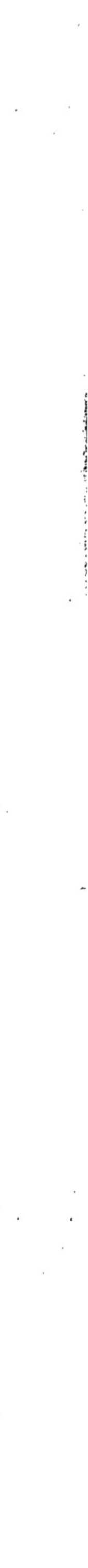

LES DÉSÉQUILIBRÉS

DU VENTRE;

ENTÉROPTOSIQUES ET DILATÉS

PAR

Le Dr E. TRASTOUR,

Professeur de clinique médicale à l'École de Médecine
de plein exercice de Nantes.

PARIS,

A. COCCOZ, LIBRAIRE-ÉDITEUR,

RUE DE L'ANCIENNE COMÉDIE, 11.

—

1889.

INDEX ANALYTIQUE.

AVANT-PROPOS.

—

L'entéroptose est un fait; fait facile à constater sur le vivant et à vérifier dans les autopsies.

Avec l'entéroptose, on rencontre, dans la plupart des cas, la *sténose* du gros intestin.

L'état opposé, la *dilatation* du même intestin, unie souvent à la dilatation de l'estomac, est un fait non moins fréquent; là, le plus souvent l'atonie domine.

Il y a des malades qui souffrent en conséquence de l'entéroptose et de la dilatation; la plupart d'entre eux ne se doutent ni de la cause ni de l'origine de leurs misères; car l'entéroptose et la dilatation existent souvent à l'état latent et ne se révèlent même pas toujours par un malaise abdominal localisé. Une indication thérapeutique importante résulte du fait constaté, soit de l'entéroptose, soit de la dilatation, soit des deux états qui peuvent se trouver réunis sur le même sujet.

Or, après une étude comparative des deux affections, il devient facile à un clinicien de reconnaître, souvent à première vue, les entéroptosiques et les dilatés. Ce qui ne dispense pas de vérifier le diagnostic par les signes objectifs.

En réalité, par une coïncidence qui n'est point rare en clinique, deux états très différents produisent un ensemble et une variété de symptômes qui ont beaucoup d'analogie. Ce n'est pas au groupe symptomatique qu'il faut s'attaquer, mais à la cause sublatente. Un trouble d'équilibre intra-abdominal semble être le trait d'union des deux affections ; la thérapeutique, dans les deux cas, est presque identique, malgré les apparences, absolument différentes, que présentent les sujets.

Sans dépasser les limites de l'observation, sans tomber dans le champ des hypothèses, on peut dire que l'entéroptose, si souvent accompagnée de neurasthénie, est surtout caractérisée par le spasme, la rétraction, la sténose, qui se manifestent, en particulier, dans le gros intestin, l'estomac, le duodénum ; tandis que la dilatation, le plus souvent, se présente avec les signes de l'inertie, de la passivité et de l'atonie, dans les deux réservoirs placés aux extrémités du tube digestif : l'estomac et l'S iliaque.

Qu'il y ait rétraction intestinale ou dilatation, il y a toujours déplacement, déformation, changement de calibre ; consécutivement, tiraillement des orifices, des vaisseaux et des nerfs. Dans un organe vivant, tout cela n'est pas indifférent ; et, en vertu du *consensus unus, consentientia omnia,* faut-il s'étonner que les déséquilibrés du ventre deviennent aussi, bien vite, des déséquilibrés dans les fonctions du cœur, du poumon, du cerveau ? Les palpitations, les oppressions, les vertiges, etc., peuvent surgir d'un simple trouble statique intra-abdominal.

Il faut pénétrer, à travers l'apparence des choses, le fond des choses. Ces organes lourds, le foie, les reins, la rate, la masse intestinale, sont-ils bien soutenus, tout va bien ; ne le sont-ils plus suffisamment, tout se dérange, tout souffre.

La déséquilibration abdominale peut se produire de bien des manières. La distension exagérée de l'estomac, par l'abus des boissons ou l'excès des aliments solides ; la réplétion habituelle du réservoir stercoral qui en amène l'inertie ; l'amincissement, la faiblesse, par diverses causes, de la paroi abdominale ; les efforts, les chutes, les pressions brusques, quelles qu'elles soient, qui déplacent le foie, les reins ou la rate..., voilà tout autant de causes réelles d'un changement d'équilibre dans les organes abdominaux.

Certains malades éprouvent un sentiment de défaillance après les évacuations alvines, spontanées ou provoquées par un purgatif ou par un lavement ; on a vu même des syncopes mortelles se produire dans ces conditions.

Quand l'estomac est vide depuis trop longtemps, on éprouve des tiraillements pénibles qu'une constriction circulaire apaise et soulage.

Dans l'indigestion grave n'observe-t-on pas, outre les malaises locaux, les symptômes réflexes les plus variés ? Syncope, perte de connaissance, algidité, coma, convulsions...

Il y a certainement, dans tous ces faits morbides, des influences pathogéniques multiples ; mais, dans ces troubles complexes, la déséquilibration intra-abdominale a une part qui n'a pas été suffisamment remarquée. Les entéroptosiques et les dilatés, dans leurs malaises journaliers, reproduisent, en petit, un tableau symptomatique qui rappelle, à la fois, l'indigestion et l'inanition, la défaillance et le mal de mer.... C'est une énigme à déchiffrer.

I. — Statique abdominale.

A toutes les causes de perturbation de la digestion régulière, l'étude de l'*entéroptose* et de la *dilatation gastro-colique* conduit à ajouter, au moins pour un certain nombre de sujets, l'influence pathogénique d'un changement *statique* des viscères abdominaux.

La nécessité d'un équilibre, plus ou moins fixe, entre ces organes qui se soutiennent les uns les autres, peut être admise, *à priori*, malgré l'extensibilité de la paroi antéro-latérale du ventre et la mobilité inhérente au tube digestif.

La clinique démontre, à l'appui de cette idée, qu'il y a des troubles morbides, dus à un changement de position, de suspension, de poids et de volume, des organes contenus dans le ventre et, en particulier, des diverses portions du canal gastro-intestinal, même en dehors des hernies.

Le point d'appui réciproque que se prêtent entre eux les viscères de l'abdomen n'est pas seul important à considérer; le point d'appui que le ventre doit fournir au tronc tout entier, dans la station debout, dans la marche, dans l'effort, etc., mérite aussi de fixer l'attention.

Deux catégories de ventres doivent d'abord être comparées : les *ventres mous* et les *ventres tendus*.

L'attitude et la démarche sont bien différentes : les sujets à ventre mou se tiennent en général un peu penchés en avant; les sujets à ventre tendu se renversent au contraire en arrière. Les uns sont dits et se disent *sans ventre;* ils semblent n'avoir rien à soutenir; grande illusion! Les autres sont ventripotents et sentent le poids de leur abdomen.

Les ventres mous, flasques, sont tantôt plats, tantôt volumineux, mais toujours dépressibles; ils permettent facilement l'exploration manuelle de la cavité abdominale. Ce sont des ventres dont on ne se *défie* point; leur contenu, au premier abord, semble à l'état normal.

Qu'on y prenne garde; ce sont les ventres à *entéroptose.* Les organes abdominaux, les intestins surtout, n'étant que *suspendus* par des liens plus ou moins extensibles, une pression peut les déplacer; la paroi abdominale, quand elle est surdistendue, perd sa résistance et son élasticité; les viscères s'abaissent, changent de place, si bien qu'en définitive, l'équilibre normal n'existe plus pour eux.

Ces changements dans la statique abdominale peuvent certainement se produire sans provoquer de troubles morbides. De même que Walther, de Dresde, a constaté la mobilité des reins chez un grand nombre de sujets qui n'en souffraient pas; que Gosselin, à Lourcine, a noté l'extrême fréquence des déviations utérines, sans malaise aucun, pour beaucoup de femmes; de même les autres viscères abdominaux peuvent souvent, sans inconvénient, s'écarter de leur position régulière. Mais aussi, pour certains sujets, des perturbations fonctionnelles, des malaises, prochains ou éloignés, résultent d'un changement de place, de poids ou de volume. Une indication thérapeutique en résulte : le rétablissement de l'équilibre normal. Dans les ventres mous, en effet, le point d'appui inférieur faisant défaut, les malades sentent et disent que *tout tombe* quand ils sont debout (1).

On rencontre, d'autre part, des ventres durs, tendus, lourds, proéminents, résistants, dont la surcharge intérieure est évidente, qui, plus ou moins, tombent, en besace, sur les cuisses. Si les malades sont obèses, on fait la part du développement graisseux ; puis, on s'enquiert des garde-robes. Si elles sont abondantes, régulières, et même multipliées, on ne s'inquiète pas davantage de l'état de l'abdomen, d'autant plus que les sujets ne s'en plaignent pas et n'en souffrent pas.

Là encore, malgré les changements dans la statique abdominale, la santé peut être parfaite ; un équilibre *relatif* s'établit entre les viscères abdominaux d'une part, et la paroi mobile, plus ou moins résistante, qui, d'autre part, les soutient.

Mais aussi des troubles mécaniques et fonctionnels, des actes réflexes, plus ou moins pénibles, peuvent surgir.

Un *encombrement colique*, latent, passif, indolore, progressif, est, le plus souvent, l'origine de cette gastrec-

(1) Récemment, le Dr Clozier (de Beauvais), cherchant la cause de la dilatation, dite primitive, de l'estomac et de la dyspepsie idiopathique, faisait une part assez large à l'attitude verticale de l'homme, à la réplétion et à la sécrétion exagérée de la poche gastrique ; d'où le relâchement consécutif de ses parois, qui, au lieu de s'accoler, deviennent molles, flasques, atones, comme les parois abdominales des femmes qui ont eu beaucoup d'enfants. Suspendu, comme il l'est, dans la cavité abdominale, l'estomac vide est soutenu et repoussé par les intestins ; mais plein, lourd, distendu par un liquide, surabondant et stagnant, même en dehors de la digestion, il descend nécessairement, en repoussant en bas la masse intestinale. (*Revue de clinique et de thérapeutique,* 1888, no 40.)

tasie. Les matières et les gaz, après avoir distendu le gros intestin, provoquent, soit mécaniquement, soit sympathiquement, la distension et l'atonie de l'estomac, le gonflement du foie, de la rate, et la dilatation gastro-colique se trouve ainsi constituée.

Pourquoi ces variations statiques des organes abdominaux produisent-elles des malaises locaux ou généraux, prochains ou éloignés, dont les patients ne se rendent pas compte et ignorent, le plus souvent, la cause et le point de départ ?

Si, dans certains cas d'ectopie du rein, les malaises, les douleurs prennent une telle intensité que les malades réclament l'intervention chirurgicale, si bien qu'on a pratiqué, à l'étranger et en France, l'ablation de l'organe, ou, ce qui est plus sage, la néphrorraphie (¹), il n'est point surprenant que l'ectopie de diverses portions du tube digestif puisse produire également des troubles sérieux et pénibles. Prenons la peine d'examiner les résultats immédiats de ces distensions anormales et de ces déplacements, dans l'appareil gastro-intestinal.

(¹) Profr Heydenreich, de Nancy. *Semaine médicale,* 10 juillet 1889.

II. — Des principales conséquences des changements statiques intra-abdominaux.

J'ai pris l'habitude de regarder en place les organes abdominaux et, en particulier, le tube gastro-intestinal, au début de toutes les autopsies qui se font dans le service de la clinique médicale.

Or, la sténose et la dilatation du gros intestin, le prolapsus du colon transverse, chargé de matières, entraînant en bas la poche stomachale, l'S iliaque encombrée, qu'elle soit distendue ou rétractée, voilà des faits journaliers qu'il est facile de vérifier. Il n'est pas possible de le contester, ce qu'on voit si souvent après la mort existe de même pendant la vie. La séméiologie nous le prouvera. La coëxistence chez le même sujet, dans deux portions contiguës, du gros intestin, de la sténose et de la dilatation, est un fait curieux qui ne doit pas être perdu de vue. N'oublions pas, que tout en obéissant aux lois de la pesanteur, le tube digestif déplacé, abaissé, anormalement coudé, est un organe vivant, c'est-à-dire sensible et contractile, vasculaire et sécrétant, extensible et susceptible d'inertie. Par conséquent, les changements statiques influeront :

1° Sur la progression du bol alimentaire. Le séjour dans l'estomac et dans l'intestin grêle pourra être plus long qu'il ne convient. Les recherches de Leube, par le cathétérisme stomachal, n'ont-elles pas prouvé que l'estomac n'est souvent tout à fait libre qu'après sept heures de digestion ?

Les orifices qui font communiquer entre elles les diverses parties du tube digestif, peuvent subir par déplacement, surcharge, rétraction ou distension, une occlusion insolite. Les points coudés, fixes ou mobiles qu'il présente, peuvent aussi par pression, par tiraillement, par spasme, rester fermés d'une manière anormale. Le mouvement péristaltique, l'énergie musculaire de l'estomac et des intestins seront modifiés également.

2° Les circulations artérielle, veineuse et lymphatique seront, par la même raison, plus ou moins entravées ou surexcitées.

3° Par suite, les sécrétions et les excrétions normales de l'estomac, du duodénum, du foie, du pancréas et des intestins seront sensiblement changées en quantité et en qualité.

La résorption et l'assimilation se ressentiront naturellement des troubles précédents ; d'où les auto-intoxications gastriques et intestinales ;

4° Enfin, il est impossible que les viscères abdominaux soient déplacés, distendus ou surchargés sans que leurs nerfs soient allongés, comprimés et tiraillés. Par conséquent, des actes réflexes se produiront aisément dans ces conditions.

Dans la grossesse, dans l'ectopie rénale, dans les déviations utérines, etc., que de variétés n'observe-t-on pas, selon la susceptibilité individuelle, dans les manifestations des actes réflexes ?

Dans la vacuité et dans la surcharge de l'estomac, combien les troubles morbides ne varient-ils pas également, suivant les sujets et suivant les circonstances ?

Les cercles vicieux qui, en pathogénie, ne doivent jamais être perdus de vue viennent encore ajouter à la complexité et à la diversité des phénomènes anormaux.

Si les actes réflexes sont relativement rares, c'est, suivant Potain, parce que les conditions qu'ils exigent, se trouvent rarement réunies. Ces conditions sont au nombre de trois : 1° une excitation spéciale, plutôt faible que forte, d'un organe ; 2° le transfert par les voies nerveuses ; 3° la réceptivité d'un autre organe, plus ou moins éloigné, pour l'affection secondaire. En voici un exemple :

« Une excitation, partie de la membrane muqueuse de l'estomac, peut avoir son retentissement sur le cerveau, le poumon, le cœur, le foie, l'intestin, les muscles et la peau, et dans chacune de ces parties de l'organisme, elle peut, suivant les circonstances, produire des effets différents, voire même opposés, congestions, ischémie, hypérémie, spasmes, convulsions, paralysies, etc. (Potain) (¹). »

Eh bien ! qu'il y ait un trouble d'équilibre dans les viscères abdominaux, un prolapsus ou un encombrement d'une portion du tube digestif, cela suffit pour produire un acte réflexe du même genre.

Mais une objection se présente. Cette influence *pathogénique* est-elle réelle? A-t-elle une véritable importance ?

Quand on dit aux malades : Vous avez un déplacement intra-abdominal ou bien un encombrement colique ; les malaises, les troubles morbides dont vous vous plaignez,

______

(¹) Potain. *Fluxions pleuro-pulmonaires réflexes d'origine utéro-ovarienne*. Congrès de Rouen. 1883.

2

peuvent en dépendre ; ils répondent aussitôt qu'ils n'en souffrent pas.

Est-ce une raison pour que cette influence pathogénique soit nulle ?

Les faits sont constatés, vérifiés à plusieurs reprises. On les supprime par des moyens appropriés ; les troubles morbides disparaissent. Le même état se reproduit ; les mêmes malaises reviennent ; les mêmes moyens ont encore raison et de l'affection et de ses conséquences. Quelle preuve plus nette peut-on demander d'une relation de cause à effet ?

Dans la pratique, il faut penser *anatomiquement*, dit Charcot ; *physiologiquement*, dit Lépine ; *pathogéniquement*, dit Bouchard. Pourquoi ne pas dire aussi, *cliniquement ?* Le clinicien, le vrai médecin doit faire la part de ce qui est important et de ce qui est secondaire et choisir entre les probables... Son bon sens, sa sagacité, son expérience (tout ce qui, en un mot, avec la science, constitue *l'art médical*), trouvent toujours l'occasion de se montrer.

III. - Pas de système ; pas d'idée exclusive.

À l'état normal, l'acte digestif doit échapper à la conscience. Mais c'est un acte si complexe que, dès qu'il est troublé, difficile ou douloureux, il se fait sentir, il attire, il absorbe l'attention du patient. Dès lors, il y a une multitude de questions diverses à examiner : l'appareil digestif depuis la bouche et les dents jusqu'à sa terminaison ; les sécrétions successives, la quantité et la qualité des *ingesta*, les habitudes, le genre de vie, etc.

Ne fixer son attention que sur un point, sur la dilatation de l'estomac, par exemple, serait une erreur et une faute. J'ai prouvé que la dilatation colique n'avait pas une moindre importance pathogénique et que les deux dilatations, par un cercle vicieux, se trouvaient souvent réunies. L'entéroptose et l'encombrement latent du colon sont des faits cliniques très fréquents, souvent méconnus ; ce n'est pas une raison pour négliger les autres influences pathogéniques.

L'atonie intestinale vient d'être particulièrement étudiée par le Dr Ch. Malibran, dans un livre intéressant (¹). Faut-il, comme le veut l'auteur, lui donner le pas sur la dilatation, à laquelle elle s'associe le plus souvent. Je ne le crois pas, malgré l'importance que j'ai toujours attribuée à *l'inertie*, à la *dilatation* passive de l'S iliaque. J'ad-

(¹) *L'atonie intestinale et ses complications.* Coccoz, Paris, 1889.

mets, comme lui, que la plupart des *dilatés* sont des *atoniques* intestinaux ; que le bon fonctionnement de la motricité de l'intestin exige l'intégrité de la sensibilité de la muqueuse, l'intégrité des plans musculaires et des nerfs qui les animent, et encore l'équilibre parfait entre les actions accélératrices et les actions d'arrêt qui doivent s'exercer alternativement sur les deux ordres de fibres musculaires... Sans cela, la perfection du péristaltisme sera compromise (p. 16). Mais chez les dyspeptiques, chez les constipés, il ne faut pas voir que l'*atonie intestinale ;* chez les entéroptosiques, il y a, au contraire, contraction spasmodique et sténose.

Qu'on pense à l'*hyperchlorhydrie,* à la *sécrétion continue du suc gastrique,* quand il y a du pyrosis et des renvois acides, de vives douleurs épigastriques, surtout nocturnes, des vomissements, accompagnés de marasme (1) ; c'est très bien. Alors, on vérifiera, par le cathétérisme, l'état des sécrétions gastriques, même à jeun.

Mais ce sont des faits rares, exceptionnels, et la thérapeutique ne peut être limitée, comme le veut le professeur Sée, à la chlorhydrothérapie, à l'alcalinothérapie et aux évacuants mécaniques et physico-chimiques (2).

Donc, pas de système ; pas d'idée exclusive ; abordons toujours le malade avec l'esprit libre, l'entendement bien rasé (Bacon).

Tâchons de dépister, sur chaque malade, l'influence pathogénique principale, dans l'insuffisance de la mastication et de l'insalivation (dents absentes ou cariées ; repas précipités, irréguliers) ; ou la quantité et la qualité

---

(1) Huchard. *Revue gén. de clin. et de thér.* 24 mai 1888.
(2) G. Sée. Acad. de médecine. Janvier 1888.

des aliments et des boissons (dyspepsie des liquides ; Chomel ; Huchard) ; l'excès ou le défaut des sécrétions gastro-intestinales, etc.

Les faits que je vais produire tendent à prouver, en outre, l'influence nocive d'un trouble *statique* intra-abdominal ; qu'il s'accompagne de spasme ou de sténose, ou bien d'inertie et de dilatation atonique du colon, il peut entraver l'acte digestif et retentir sur tout l'organisme.

IV. — L'entéroptose.

L'étude savante, originale, que Frantz Glénard, de
Lyon, a faite de l'entéroptose, a projeté une vive
lumière sur un groupe important de dyspepsies, et déter-
miné, d'une manière nette, précise et fructueuse, un état
pathologique nouveau et bien défini. Pour être bien vu,
un édifice a besoin d'être dégagé des échafaudages ; de
même le type clinique, inauguré par Glénard, gagnera,
je crois, à être vu simple et nu. En tout cas, il n'est
pas assez connu.

L'approbation récente que le Dr Féréol (1) a donnée à
la doctrine de Glénard, après avoir fait précédemment
quelques réserves, prouve l'avantage et l'intérêt des
recherches cliniques faites sans parti pris. Vis-à-vis du
malade, nous sommes toujours à l'école (Gairdner), et
des praticiens de haute valeur, comme le Dr Féréol,
s'honorent en l'affirmant par leur exemple.

Qu'est-ce donc que l'entéroptose ?

C'est la chute (πτωσις, chute) ou du moins le prolapsus
des organes abdominaux. Les parois abdominales,
d'abord, peuvent constituer le premier élément de prolapsus (Guéniot); ensuite, l'estomac, l'intestin, le foie, le
rein droit, etc., sont les organes abdominaux le plus
souvent prolabés.

(1) Féréol. *Soc. méd. des hôp. de Paris.* Décembre 1888.

Pour Glénard, l'entéroptose, c'est surtout et d'abord, l'abaissement du *coude droit* du colon, le point le plus mal soutenu du tube digestif.

Le ligament pylori-colique, qui suspend le colon transverse à l'estomac, entraîne la dilatation, l'atonie et le prolapsus de l'estomac. L'abaissement de l'intestin grêle, soutenu par un ligament fibreux, qui accompagne l'artère mésentérique, entraîne la compression de l'orifice duodéno-jéjunal. Par suite de ces circonstances, le chyme est faiblement propulsé dans le duodènum ; et d'autre part, celui-ci, deuxième estomac, qui accumule, pendant les trois heures de la digestion gastrique, les sécrétions hépatique, pancréatique et Brünnienne, est gêné dans l'expulsion des liquides qu'il reçoit.

Un autre effet de l'entéroptose, toujours suivant Glénard, est la *sténose* du gros intestin. Il faut lire, dans ses trois mémoires ([1]), tout ce qui a trait au boudin cœcal, à la corde colique transverse, au cordon sygmoïdal, au battement épigastrique, etc. Chez quelques malades choisies (ce sont des femmes presque toujours), j'ai pu constater ces divers symptômes. Mais la dilatation colique, juste l'inverse du rétrécissement, se voit aussi avec l'entéroptose.

Les faits d'anatomie normale et d'anatomie pathologique, sur lesquels Glénard a fondé sa nouvelle entité morbide, ont besoin d'être étudiés et vérifiés avec soin.

Les préceptes qu'il donne pour l'exploration méthodique de l'abdomen sont excellents ; *l'épreuve de la sangle* est concluante pour l'entéroptose ; la palpation *néphroleptique* (λεπτος, clair) avec ses trois temps (affût, capture, échap-

---

([1]) Glénard. *Entéroptose*. Paris, Masson. 1885-1887.

pement) doit aussi être retenue et mise en pratique. Il a de même heureusement appliqué à la palpation du foie *son procédé du pouce* (thèse de A. Francon. Lyon, 1888, *Hépatites chroniques*).

Pour la recherche du rein abaissé qui est le plus souvent le rein droit, et se rencontre surtout chez la femme (131 femmes, 17 hommes, Glénard), il n'est pas toujours nécessaire, suivant moi, de faire coucher les malades. Dans la position assise, la tête et le tronc inclinés en avant, les mains sur les genoux, sans tension ni raideur, il m'arrive, chaque jour, de pouvoir constater facilement le prolapsus du rein droit. Avec ce premier signe pour guide, on arrive vite au diagnostic complet de l'entéroptose.

Glénard, qui a fait ses observations à Lyon et à Vichy, a trouvé 400 cas d'entéroptose sur 1,300 malades; sur ce nombre, il y avait 148 cas de néphroptose. Il fait remarquer que ses malades de Vichy, étant tous plus ou moins dyspeptiques, sont déjà triés.

Il est intéressant de constater ce que fournit, à cet égard, la pratique ordinaire; c'est précisément ce que je me suis proposé de réaliser.

V. — L'entéroptose dans la pratique ordinaire.

Le 26 juillet 1887, on me prie d'aller visiter Mlle L..., tailleuse, âgée de 48 ans, qui, depuis 3 ans, ne peut sortir de chez elle.

Quand je frappe à sa porte, elle est prise d'un tremblement nerveux, ne peut me répondre, est obligée de s'asseoir. J'apprends qu'elle n'est plus réglée depuis deux ans, qu'elle a eu une foule d'indispositions, supposées graves, mais aussi des crises nerveuses ; elle tremble dès qu'elle est debout ; son cœur, dit-elle, bat dans tout son corps...

Je constate que le cœur est sain, la respiration normale ; la femme est très maigre ; le ventre mou, flasque, sans résistance. Je soulève, à deux mains, la masse abdominale ; la malade se sent plus à l'aise. Le rein droit est abaissé, déplacé en bas et en avant. Mlle L... se souvient avoir soulevé souvent, pendant six mois, un frère malade ; avoir porté un gros paquet de linge, avec de grands efforts...

Bref, je lui explique qu'elle doit se soulever et se soutenir le ventre avec une ceinture élastique qu'elle fera elle-même ; avec cela, je prescris la valériane en poudre. Trois semaines après, le 19 août, je vois arriver Mlle L... à ma consultation. Elle est bien mieux, grâce à la ceinture. Elle se tient debout, marche, n'est presque plus nerveuse ; le tremblement, les palpitations, ont cessé.

Voilà un cas type d'entéroptose avec neurasthénie. J'ai

examiné, à plusieurs reprises, la malade ; j'ai retrouvé son rein droit en prolapsus ; le cordon sigmoïdal (colon descendant sténosé) est très net chez elle ; les matières sont très petites, ovilées... La ceinture est tellement nécessaire à la statique des organes abdominaux, que la malade doit toujours la mettre dans son lit.

Il me semble qu'un exemple, si simple, est démonstratif.

Depuis cette époque, j'ai cherché et j'ai constaté souvent l'entéroptose, avec son satellite habituel, le rein droit en prolapsus, chez des femmes, dont la maladie, passée à l'état chronique, avait reçu des noms divers : neurasthénie, dyspepsie nerveuse, colique hépatique, rein mobile, dilatation de l'estomac, etc. Glénard en cite bien d'autres. « Songez à l'entéroptose, dit-il, au moment où, après un examen laborieux, vous allez, mécontent de vous, vous résigner à un de ces diagnostics de maladie indéterminée et sans localisation, après lesquels vous ne savez au juste si vous devez diriger votre traitement contre quelque cachexie, contre le sang ou les nerfs, l'utérus, le foie, le cœur ou l'estomac... et vous verrez avec joie, très souvent je vous l'affirme, se dérouler peu à peu devant vous un tableau morbide dont les clartés vous séduiront, dont les obscurités sont insignifiantes, et dont les indications vous conduiront, malgré vous, comme par la main, dans votre intervention thérapeutique. »

Mme M..., âgée de 25 ans, petite de taille, mais grosse et grasse, bien portante, mariée depuis deux ans, a commencé à maigrir et à souffrir trois ans avant son mariage, à la suite d'un grand chagrin de famille.

Elle mange et digère mal, a des alternatives de constipation et de diarrhée, ne dort point et ne peut marcher. Elle ne peut être serrée ; ses vêtements ne tiennent pas sur elle ; elle pleure et se plaint sans cesse ; elle est plongée dans une mélancolie constante.

Elle a eu cependant un enfant, dans de bonnes conditions, s'est bien rétablie après ses couches. Quelques granulations du col ont été cautérisées ; une légère déviation utérine a été remarquée. Après une saison à Saint-Sauveur en 1887, suivie d'un séjour au bord de la mer, sa santé, quoique améliorée, laissant toujours beaucoup à désirer, en octobre 1887, je l'examine debout, assise, couchée et je constate positivement, par un examen méthodique de l'abdomen et par la palpation néphroleptique, les signes de l'entéroptose et le prolapsus du rein droit.

Je lui prescris une nouvelle ceinture pour soutenir efficacement le bas-ventre, et seulement des pilules bi-digestives et des pastilles de maltine. Une amélioration très notable se produit aussitôt. Cette dame est aujourd'hui dans un état satisfaisant, malgré une seconde grossesse qui commence.

VI. — Entéroptose chez les jeunes filles et chez les femmes nullipares.

On peut rencontrer l'entéroptose, même chez des jeunes filles, dont les parois abdominales n'ont été soumises à aucune distension.

Ce sont des symptômes dyspeptiques ou neurasthéniques de longue durée, inexpliqués, qui m'ont conduit à la rechercher chez elles. C'est le rein droit abaissé, sensible, même douloureux à la pression, qui, constaté parfois jusque dans la fosse iliaque, m'a éclairé et dirigé vers le diagnostic de l'entéroptose.

C'est en soulevant des malades, de lourds fardeaux, par un effort brusque, par la danse, par des vomissements ou par la toux que les malades m'ont expliqué le début de leurs souffrances. Elles avaient la conscience et le souvenir très net d'avoir déplacé quelque chose dans le côté droit.

Depuis trois ans seulement que mon attention est fixée sur ce point, j'ai recueilli au moins 30 faits probants, relatifs à des jeunes filles.

Une religieuse, âgée de 28 ans, soignée par moi depuis plusieurs années pour une dyspepsie avec vomissements qui se répètent chaque jour plusieurs fois, constipation invincible, tympanisme stomachal énorme et de la neurasthénie, est atteinte, le 21 juillet 1888, d'une *fausse colique hépatique*. Douleurs atroces localisées au bas des côtes droites, vomissements glaireux répétés, etc. A cette occasion, pour la première fois, je l'examine au lit.

Je constate bien vite que le foie n'est pas en cause ; le rein droit est très abaissé et douloureux, la corde colique transverse, les battements épigastriques, le cordon sygmoïdal, le boudin cœcal, l'épreuve de la sangle, tous les signes, en un mot, de l'entéroptose (de Glénard) sont réunis.

Je lui prescris une ceinture élastique, sur la peau, le jour et la nuit ; un mélange purgatif de rhubarbe, magnésie, fleurs de soufre et fève Saint-Ignace.

Le 7 août, elle m'arrive triomphante ; depuis huit jours elle ne vomit plus ; sa ceinture, bien mise, lui permet de se tenir debout et à genoux, de marcher. Elle peut manger de la viande, elle dort ; seule, la constipation persiste. En variant les moyens : petite dose de sels purgatifs, le matin ; bicarbonate de soude, 0ᵍ,75, et aloès suc., 0ᵍ,03, aux deux repas ; pilule de podophyle ou d'Euonymine, le soir, au coucher, nous arrivons enfin au résultat désiré.

Le 8 octobre, elle me disait qu'elle était étonnée du mieux obtenu après tant d'années de souffrances. Pleine d'espoir et de confiance, elle reprend peu à peu le régime et les habitudes de son couvent.

En avril 18×9, une sorte de rumination se produisant souvent après les repas, j'ai pratiqué à cette malade le lavage de l'estomac avec de l'eau alcaline. Après quelques séances, l'estomac est devenu plus tolérant.

Le traitement par des pilules laxatives et un peu de bicarbonate de soude, après le repas du midi, suffit pour entretenir, avec la ceinture dont les bienfaits sont de plus en plus appréciés, un état de santé inconnu depuis bien des années.

Ayant voulu récemment frotter, avec les pieds, le parquet de sa chambre, cette malade a réveillé une nouvelle crise de douleurs sous-hépatiques, avec vomissements, mais sans ictère. Pendant plusieurs semaines, ne pouvant supporter la pression de sa ceinture, elle n'a pu marcher et se tenir debout que fortement penchée en avant et appuyée ; enfin tout est à peu près rentré dans l'ordre, grâce à une meilleure ceinture mieux appliquée.

Une jeune fille de 18 ans me consulte le 26 juin 1888 ; elle travaille aux champs ; forte, grasse, réglée pendant sept jours toutes les trois semaines, anomalie que j'observe souvent avec l'entéroptose, elle a toujours mal au cœur, des gaz après les repas, l'S iliaque encombrée, mate, le rein droit abaissé et douloureux ; elle est triste, inquiète, peureuse, neurasthénique.

Elle a fait une chute de cheval à la Toussaint 1887 ; elle porte souvent des seaux d'eau et de lourds fardeaux.

Depuis 7 ou 8 mois, toujours souffrante, elle ne travaille plus qu'en misérant.

Je conseille : rhubarbe, magnésie et fleurs de soufre à prendre au premier déjeuner ; l'arséniate de soude, uni aux gouttes amères, aux deux repas ; une ceinture pour soutenir le bas-ventre.

21 juillet. — Transformation complète, dit sa mère, dès que le traitement a été commencé.

Tous les symptômes morbides ont disparu, y compris l'encombrement colique. Continuation du traitement.

Le rein se retrouve en prolapsus ; l'épreuve de la sangle, répétée, est positive ; la ceinture est gardée jour et nuit et ne peut être quittée sans malaise.

J'ai revu la malade en mars 1889 ; j'ai retrouvé les mêmes symptômes ; la santé continue à être meilleure.

Une sœur tourière, âgée de 22 ans, pâle, assez maigre, quoique bien musclée des bras, toujours souffrante depuis 6 mois, passait pour chlorotique. Elle avait des douleurs de dents, des névralgies, des langueurs inexpliquées, des défaillances, un défaut complet d'appétit; pourtant ses règles continuaient à venir. Du fer, de l'iode ont été essayés en vain. Une petite toux sèche inquiète les supérieures.

En septembre 1888, je l'examine. Rien au poumon ni au cœur; elle souffre toujours dans le ventre; en apparence, rien d'anormal. L'abdomen est un peu rond; les selles sont rares, tous les deux ou trois jours; il n'y a pas de vomissement.

L'épreuve de la sangle, répétée, est très concluante; douleur, vers l'hypochondre droit, à la pression; mais le rein droit n'est pas senti. A gauche, c'est la même chose. Alors elle dit que debout, à genoux, surtout en balayant, elle croit toujours qu'elle va se trouver mal; tout tombe; pas de point d'appui au bas-ventre; vives douleurs de reins; insomnie persistante.

Je conseille: ceinture pour le bas-ventre; bicarbonate de soude, 0ᵍ,75; aloès, 0ᵍ,03, aux deux repas; 1 pilule de podophyle, le soir, au coucher.

En avril 1889, la malade, pourvue d'une bonne ceinture qu'elle ne peut quitter ni la nuit ni le jour, reconnaît que son état n'est pas comparable; elle marche, elle travaille, non sans quelques misères; elle a surtout parfois un sentiment de défaillance.

Pour expliquer son entéroptose, j'ai appris que, dès l'âge de 12 ans, elle travaillait beaucoup chez ses parents, elle portait ses petits frères et ses petites sœurs, faisait seule la lessive, soulevait de lourds fardeaux; elle a maigri dans les premiers mois de son entrée au couvent, d'où les accidents plus prononcés qu'elle a présentés.

Mme L..., âgée de 30 ans, n'a pas d'enfants. D'une bonne santé, bien réglée, elle souffre, depuis plusieurs années, d'une diarrhée rebelle qu'elle attribue à des chagrins, à de violentes émotions. On l'a traitée, à Paris, sans succès, par diverses médications, y compris le régime lacté.

Après avoir donné un petit purgatif salin, suivi du sulfate de quinine, mêlé de s. nit. de bismuth, je parvins à modérer la diarrhée par le diascordium et les mouches de Milan appliquées sur le ventre.

Mais les récidives fréquentes m'engagèrent à une exploration, encore plus approfondie du ventre ; je constatai tous les signes de l'entéroptose, avec le prolapsus du rein droit. Une ceinture bien faite, bien appliquée sur la peau, jour et nuit, a enfin obtenu un rétablissement qui est aujourd'hui complet. La malade m'a révélé qu'elle s'était donné un violent effort pour porter son mari avec sa bonne. Elle ne peut se passer de sa ceinture, qui lui a permis de reprendre la vie active.

VII. — Entéroptose chez les femmes unipares.

Quand les parois abdominales ont subi, à diverses reprises, une forte distension, après de nombreuses grossesses, en particulier, il est tout naturel qu'on rencontre souvent l'entéroptose.

Mais je suis frappé, depuis que je m'occupe de cette question, du nombre, relativement considérable, de femmes *unipares* qui se présentent, à moi, souffrantes depuis des années, après une seule grossesse, réduites à une vie de misères interminables. Toutes, elles ont, sans profit, subi les diagnostics d'anémie, de maladie utérine, de dyspepsie, de névropathie, etc., et les médications correspondantes.

Quand on vient, par hasard ou par intuition, à les examiner, au point de vue de l'entéroptose, tout à coup, pour la première fois, les malades constatent que le médecin devine enfin leur mal protéiforme et sa cause.

L'épreuve de la *sangle pelvienne* est un trait de lumière, et l'intervention thérapeutique vient bientôt rendre l'espoir et le bien-être à des patientes découragées.

Voici deux faits, nets et précis, à l'appui des assertions qui précèdent. J'en ai observé bien d'autres ; je suis certaines malades depuis bien des années ; Glénard a vu l'une d'elles à Vichy et confirmé le diagnostic ; plusieurs sont restées souffrantes n'ayant pas voulu se soumettre à toutes les exigences du traitement.

Le 13 février 1888, une dame de 28 ans, commerçante dans une petite ville, me consultait pour des souffrances qui datent de la seule couche qu'elle ait eue, 8 ans auparavant.

Elle est grande, pâle, maigre, se tient penchée en avant ; elle dit qu'elle a quelque chose de déplacé dans le ventre ; elle accuse un abaissement de matrice, des flueurs blanches ; elle est neurasthénique.

Le toucher fait constater que l'utérus est fixé, non abaissé, en dextro-flexion, le col regardant à gauche.

Cherchant alors le rein droit, dans la position assise, je trouve une tumeur arrondie, douloureuse, que l'inspiration profonde amène sous les doigts ; c'est bien le rein. L'épreuve de la sangle est très concluante. Toujours debout, pour servir les clients, la malade a déjà usé avec avantage d'une ceinture.

Je la lui fait reprendre, en lui conseillant aussi de l'antipyrine et de l'iodure de calcium.

Quand j'ai revu cette dame, en mars 1888, elle était bien mieux à tous égards, en particulier pour ses souffrances abdominales et ses divers accidents nerveux.

Une femme de 22 ans, maigre, pâle, me consulte le 24 septembre 1888. Elle a eu, sans accident, un enfant, 8 mois auparavant ; toujours souffrante du ventre, depuis cette époque, vomissant parfois, constipée, ne dormant pas, neurasthénique, elle n'a pourtant rien d'anormal vers l'utérus, ce dont je m'assure par le toucher.

Mais l'épreuve de la sangle, 3 fois répétée, est tout à fait probante ; de plus, je constate, la malade étant assise et penchée en avant, l'abaissement et la sensibilité des deux reins ; le rein droit surtout est saisi facilement et s'échappe des doigts comme un noyau de fruit.

Je prescris : ceinture, laxatif, alcalins, arséniate de soude.

J'ai revu et examiné trois fois la malade, à un intervalle de plusieurs mois. Avec sa ceinture, bien mise, portée sur la peau, jour et nuit, quelques laxatifs, parfois du bicarbonate de soude, elle est bien mieux, elle commence à avoir des couleurs ; elle se tient debout facilement ; elle mange, elle travaille, elle dort....

Traitée seulement comme hystérique, chlorotique, dyspeptique, etc., sans tenir compte de l'entéroptose, cette femme n'avait devant elle qu'une vie de misères et de souffrances indéfinies.

VIII. — Entéroptose chez les femmes multipares.

Chez les femmes qui ont eu plusieurs enfants, qui n'ont pas bien soutenu l'abdomen, pendant et après la grossesse, ce qui est trop fréquent, l'entéroptose se produit nécessairement bien souvent.

Le prolapsus du foie et du rein droit s'unit, chez elles, facilement à la ptose de l'intestin et des parois abdominales. Quand on y songe, le diagnostic complet est facile à faire.

Mais j'avouerai, à ma honte, que j'ai soigné, pendant des années, plusieurs de ces malades, sans bien me rendre compte de l'origine des divers accidents qu'elles me présentaient.

C'est tantôt un prétendu engorgement de l'utérus ou de l'ovaire, tantôt une diarrhée chronique invincible, tantôt des vomissements journaliers, tantôt des palpitations, des vertiges incessants, ou des défaillances inexplicables qui tourmentent les malades et donnent le change au médecin, jusqu'à ce qu'on traite franchement les malades au point de vue de l'entéroptose.

Une dame de 30 ans, ayant eu quatre enfants, m'avait présenté, il y a quelques années, un engorgement, mal défini, dans la fosse iliaque droite, avec des douleurs plus ou moins vives aux environs des époques, toujours en avance. Avec cela, une constipation habituelle, très rebelle ; toujours de petites boules agglomérées, péniblement expulsées.

L'examinant enfin, en novembre 1888, au point de vue de l'entéroptose, je constate : ventre très mou, flasque, ne soutenant rien ; corde colique transverse, cordon sigmoïdal, rein droit en prolapsus, jusque dans la fosse iliaque droite ; épreuve de la sangle tout à fait concluante. Elle m'accuse, en outre, des douleurs vives, par moment, qui cessent au lit, et recommencent dès qu'elle se lève. Depuis des années, je lui fais porter une ceinture en étamine, bien serrée, pour le bas-ventre, sanglée sur les hanches. Elle l'ôtait la nuit. Je conseille alors une bonne ceinture élastique sur la peau, jour et nuit, posée très bas, pour bien soutenir le ventre ; en outre, des pilules laxatives, le soir, et du bicarbonate de soude, parfois après le repas. Une amélioration, très notable, suit cette modification thérapeutique.

Une dame de 35 ans, à la tête d'une importante maison de commerce, me consulte, depuis plusieurs années, pour des vertiges, des angoisses, des terreurs nocturnes ; neurasthénique au plus haut degré, elle a eu des attaques d'hystérie répétées, des spasmes aussi variés que possible.

Tous les calmants lui sont antipathiques ; aucun remède ne lui fait du bien.

Tout cela a débuté à 22 ans, après une couche naturelle et une fausse couche.

Après maints essais thérapeutiques sans résultat, en octobre 1888, je m'avise de l'examiner au point de vue de l'entéroptose. L'épreuve de la sangle, deux fois répétée, produit un mieux immédiat, très net. Une ceinture élastique, les laxatifs journaliers, les alcalins sont prescrits.

Le 16 avril 1889, je constate que la malade est plus

calme, qu'elle a engraissé. Elle se dit mieux elle-même; elle dort; sa ceinture lui rend service. Continuation de tout le traitement.

Chez une femme âgée, observée à l'Hôtel-Dieu, en 1887, c'est le *battement épigastrique* qui mit sur la voie du diagnostic de l'entéroptose. Ce battement était si fort, que l'interne du service avait d'abord pensé à une dilatation de l'aorte abdominale; il redoublait après chaque repas, comme après un travail, une marche, un effort, et retentissait jusque dans la tête. Pendant bien des années, cette femme avait été sujette à des vomissements, presque journaliers. L'aorte était saine; mais le rein droit abaissé, la corde colique transverse, le boudin cœcal, le cordon sigmoïdal, l'épreuve de la sangle, enfin, ne permettaient pas de mettre en doute l'entéroptose. La ceinture et le repos ont été utiles.

Une fois, c'est par hasard, en examinant au lit une dame très grasse, arthritique, névropathique à un haut degré, que je sentis, sous la main, à droite de l'ombilic, le rein droit, presque superficiel, mobile, sensible. Je constatai de plus que la malade éprouvait une sensation très pénible, quand la main pressant l'hypogastre était brusquement retirée.

J'ai retrouvé ce signe d'entéroptose chez quelques autres malades.

Glénard affirme qu'on ne voit pas de néphroptose en dehors de l'entéroptose, tandis qu'on voit fréquemment l'entéroptose sans néphroptose. L'ectopie mobile du rein rend le diagnostic d'entéroptose indiscutable (1).

Chez la malade que je viens de citer, les autres signes

(1) Glénard. *Diagnostic de l'entéroptose,* 1887, p. 62.

d'entéroptose constatés, la ceinture, unie aux laxatifs, a été très favorable.

De tout cela, je conclus que chez les femmes multipares, en particulier, dans les cas de dyspepsie, de neurasthénie invétérées, il sera toujours bon de s'assurer s'il n'y a pas une entéroptose latente, quel que soit l'accident dominant : vomissement ou diarrhée, vertiges ou palpitations, gastralgie ou tympanisme.

Maintenant que je connais bien les méfaits de l'entéroptose, le cas échéant, je vais droit au but et j'obtiens des résultats rapides et surprenants.

C'est une dame qui a eu neuf enfants, qui, après une longue course, malgré une bande bien serrée sur le bas-ventre, est clouée au lit, pendant plusieurs semaines, par des douleurs de reins, des malaises inexpliqués dans le ventre, de l'insomnie, de la constipation, etc. Je lui trouve les deux reins en prolapsus et les autres signes de l'entéroptose.

Une autre qui a eu dix enfants se plaint surtout de vertiges, de diarrhée ; debout, elle se tient en double, penchée en avant, ne peut marcher, lever les bras, se peigner sans défaillance...

Une dame de 56 ans, très maigre, ayant eu trois enfants, se plaint, après une chute, de palpitations, de maux d'estomac, avec constipation, mélancolie, neurasthénie... Le cœur est sain ; mais le rein droit est dans la fosse iliaque, très facile à sentir, à faire remonter ; pour celle-ci, comme pour les autres, la ceinture et un traitement approprié ont rétabli l'équilibre abdominal et dissipé les troubles réflexes.

IX. — Entéroptose de convalescence.

S'il est utile de rechercher l'entéroptose chez les dyspeptiques et les neurasthéniques, il faut y songer également dans la convalescence des maladies aiguës, quand les malades ont beaucoup maigri et qu'ils présentent des accidents inexpliqués pour se tenir debout, pour marcher, pour reprendre leurs occupations.

Qu'il s'agisse d'une fièvre typhoïde prolongée, de fièvres intermittentes à récidives ou d'une autre maladie susceptible de préparer la splanchnoptose dans la position verticale, il faut penser au défaut d'équilibre viscéral et à l'absence *du point d'appui hypogastrique.*

On ne se figure pas tout ce qui peut résulter de cette perturbation statique intra-abdominale. Le fait suivant que j'ai observé avec soin en rendra compte.

Une dame de 50 ans, encore réglée, a des fièvres paludéennes récidivantes, pendant tout un hiver. Elle maigrit beaucoup. Dans sa convalescence, elle se plaint sans cesse de douleurs de ventre, de défaillances, de spasmes... Elle vomit souvent ; parfois elle a des débâcles par les deux bouts, avec sueurs froides, tendance syncopale, etc.

Le ventre est mou, flasque ; les matières stercorales sont très petites ; l'épreuve de la sangle donne des résultats très nets ; le rein droit est abaissé et sensible ; le poids des jupons est insupportable ; la malade ne peut se coiffer, ni s'habiller, ni se tenir debout, ni marcher.

Ce n'est que par l'usage d'une ceinture élastique, bien posée, gardée nuit et jour sur le bas-ventre, directement sur la peau, que tous ces accidents, après s'être reproduits bien des fois, ont pu être conjurés. Le traitement de l'impaludisme, bien entendu, a été également suivi avec persévérance.

X. — Entéroptose chez les hommes.

Je n'en ai pas rencontré beaucoup de cas bien nets. Il est probable que je les ai plus d'une fois méconnus, comme j'en ai acquis la certitude pour certains malades, par moi longtemps traités sans succès.

Un domestique, âgé de 45 ans, pâle, maigre, souffrant de l'estomac depuis des années, m'avait en vain consulté à diverses reprises.

Enfin, ne sachant plus que manger, tant il souffrait après les repas, il s'alite, faible, épuisé, le 1er octobre 1888. En l'examinant, je constate : le ventre flasque, excavé ; le battement épigastrique ; le cordon sigmoïdal ; le boudin cœcal, sensible, avec gargouillement ; constipation rebelle ; insomnie.

Occupé aux travaux des champs, dans sa jeunesse, cet homme se souvient qu'à 21 ans, dansant, après avoir préparé l'aire pour le battage du grain, il a senti quelque chose se détacher du bas de la poitrine et s'arrêter comme une plaque sur l'estomac. Depuis lors, il a toujours éprouvé une pression sur l'estomac.

Les médecins ne lui ont donné aucun soulagement. Le mal s'est aggravé récemment en portant deux malles très lourdes. Il ne digère plus.

L'épreuve de la sangle donne des résultats très nets ; l'entéroptose est positive.

Au bout de douze jours, ayant pris une ceinture élastique qui le soutient bien et suivi le traitement complet (laxatifs, lavements, alcalins, régime), il mange sans souffrir, il dort, il reprend son travail.

Je l'ai revu et examiné bien des fois ; la transformation est complète.

Un cocher, âgé de 32 ans, subit, en décembre 1887, une fièvre muqueuse. Après trois mois de maladie, il reprend son travail en avril 1888. Mais il s'aperçoit qu'il ne peut plus porter les seaux d'eau, les sacs d'avoine.

Il vient me consulter le 4 juillet ; il souffre dans le ventre, à gauche, à droite, depuis deux mois ; toujours faible, il a peine à se tenir debout ; il est défaillant, après une évacuation ; il mange, mais digère mal, gonflé, gêné par les gaz ; constipé, il ne rend que des matières sèches, très petites. Il ne dort pas ; rein droit abaissé, douloureux, facile à saisir et à faire remonter par la pression ; épreuve de la sangle, positive au point de vue de l'entéroptose ; traitement ordinaire ; ceinture élastique, laxatifs, etc.

Je l'ai revu, en juillet 1889, parfaitement rétabli, engraissé ; il ne présente plus les signes d'entéro-néphroptose, et se contente d'une ceinture de tissu de laine.

J'ai vu plusieurs autres malades, en ville et à l'hôpital, qui m'ont présenté, dans des conditions diverses, les signes de l'entéroptose, qui ont été soulagés par le traitement approprié ; mais ils avaient d'autres affections concomitantes. Je n'en parlerai donc pas.

En revanche, voici un fait qui démontre bien l'importance de l'entéroptose et de son traitement chez les convalescents.

Un capitaine de navire marchand a eu plusieurs fois les fièvres des pays chauds. Il est à terre depuis deux ans. Il est pâle, jaune, maigre, sans force, sans appétit ; il a toujours la fièvre ; des sueurs très abondantes la nuit, des urines rouges et troubles. Le sulfate de quinine, le quinquina, l'arsenic ne suffisant pas à le remettre, je suis appelé. Je constate que le foie est gros et douloureux à la pression, la rate également. Des mouches de Milan sont appliquées chaque semaine sur les deux organes ; l'iode, le fer sont ajoutés au traitement interne. Le foie et la rate diminuent et ne sont plus sensibles. Mais la faiblesse et le dégoût pour les aliments sont tels qu'on soumet le malade à la diète lactée. Au bout de six semaines de ce régime (3 litres de lait par jour), je trouve le malade debout, ayant faim, capable de marcher et de sortir un peu. Mais, à la suite d'une dose de calomel, il a eu et il a encore une diarrhée qui l'épuise quoi qu'il n'ait que 2 ou 3 selles par jour. Ces selles sont jaunes, bilieuses, sans mauvais caractères.

Je constate alors, le malade étant debout, une matité de toute la région sous-ombilicale ; je pense à l'ascite. Je le fais coucher : sonorité complète de la région mate ; en le faisant tourner successivement à droite, à gauche, pas de matité ; donc, pas de liquide. L'épreuve de la sangle est concluante. Dans la position verticale, la paroi abdominale est tellement faible qu'elle laisse tomber tout le contenu de l'abdomen.

Une bonne ceinture élastique, doublée de laine, fixant un tampon de laine et crin au-dessus du pubis ; une alimentation progressive ; de l'élixir parégorique, un mélange de sulfate de quinine et de s. n. de bismuth, ont été fort utiles à ce malade.

XI. — Conséquences lamentables d'une entéroptose méconnue.

J'ai soigné, il y a 30 ans, un pauvre dyspeptique qui a aujourd'hui 53 ans; secrétaire de la mairie, dans une petite ville, il a passé sa vie à écrire sans jamais sortir de chez lui. Il est toujours gelé, même en plein été. Il ne quitte point son feu. Dès l'âge de 30 ans, il a été considéré comme incurable, hypocondriaque, hystérique ou neurasthénique. Il ne peut, pour ainsi dire, rien avaler. Cependant, en 1858, en lui passant une sonde œsophagienne, j'avais réussi à diminuer le spasme et à lui faire manger du pain. Mais cela n'a pas duré. Un peu de lait, la moitié d'un œuf, un peu de bouillon, un peu d'eau et de vin; voilà tout ce qu'il ose prendre. Il souffre tant, dès qu'il a ingéré le moindre aliment ! Des gaz, du pyrosis, des crampes d'estomac le tourmentent la nuit et le jour. Toutes ses dents sont perdues; constipation permanente; maigreur extrême, joues creuses, teint terreux. A l'examen : ventre plat, excavé; scybales perçues facilement, à la palpation, dans tout le colon; boudin cœcal, corde colique transverse au-dessous du nombril; cordon sigmoïdal, battement épigastrique très bien senti. L'épreuve de la sangle est probante ; le rein droit, abaissé, est facile à saisir entre les doigts, le malade étant assis.

J'ai conseillé, l'entéroptose enfin reconnue, les moyens ordinaires : ceinture, laxatifs, alcalins, régime. J'ai revu plusieurs fois le pauvre patient; mais il n'a rien voulu faire; il a trop peur de souffrir davantage.

XII. — Comparaison de l'entéroptose et de la dilatation gastro-colique.

Jusqu'à présent, je me suis attaché à ne parler que des faits qui confirment les idées et la doctrine de Glénard.

La *sténose* du colon est, pour lui, je l'ai dit, une conséquence et un symptôme habituel de l'entéroptose.

Or, depuis longtemps, l'état inverse du colon, la dilatation, avec le prolapsus abdominal, par surcharge, avait attiré mon attention.

La dilatation passive de l'S iliaque ([1]), que j'ai d'abord étudiée, existe chez un grand nombre de sujets; la clinique et les nécropsies le prouvent tous les jours.

S'il y a *sténose,* l'intestin diminué de volume, rétréci, est souvent collé et moulu sur les scybales; les sécrétions muqueuses sont épaissies; les gaz font défaut. S'il y a *dilatation,* les matières, les sécrétions muqueuses et gazeuses contribuent diversement et sur des points distincts, à l'ectasie du gros intestin.

Ces deux états opposés du colon peuvent se rencontrer sur le même sujet.

Ainsi, j'ai vu à l'autopsie d'un homme de 30 ans, mort de tuberculose subaiguë, une dilatation du cœcum, du colon ascendant et du colon transverse, tandis que le colon descendant était réduit au volume du petit doigt,

([1]) Trastour. *Revue de Médecine,* 1880. *Journal de Médecine de l'Ouest,* 1880.

quoiqu'il n'y eût aucun obstacle et que les gaz et les matières pussent circuler et progresser facilement dans cette portion resserrée et rétrécie.

En outre, plusieurs fois, dans les autopsies, nous avons remarqué les alternatives de dilatation et de sténose sur des portions successives du colon. D'un autre côté, il est souvent facile, dans l'examen des malades, de constater, même pendant la vie, par la palpation surtout, le volume, la forme et la position du gros intestin. Dans les faits déjà relatés, ceci a été plusieurs fois noté. La percussion, quoi qu'en dise Glénard, rend aussi des services à ce point de vue; la matité complète, absolue, de la région iliaque gauche, indique souvent l'encombrement et l'ectasie de l'S iliaque. Qu'il y ait sténose ou dilatation du colon, l'inertie de cet intestin est souvent frappante; on sent, sous le doigt, sous la main, les scybales, les masses stercorales, immobiles, stagnantes, même quand un canal central permet encore le passage des liquides et parfois la multiplicité des garde-robes.

La concomitance fréquente de l'ectasie gastrique avec cet état du colon, m'a conduit à l'étude de la dilatation gastro-colique commune (¹).

Le prolapsus des organes abdominaux, chez les *dilatés ;* les troubles fonctionnels qu'ils éprouvent, si analogues à ceux des entéroptosiques, appellent naturellement le rapprochement et la comparaison des deux états pathologiques.

Si, dans les cas extrêmes, les différences sont très

______

(¹) Trastour. *Semaine médicale,* 15 septembre 1886 et 7 septembre 1887.

accusées, il y a bien des cas intermédiaires où les analogies dominent.

Je résumerai plus loin dans un tableau synoptique les principaux signes des deux affections. Mais il faut d'abord reproduire ici quelques types de dilatés, sous leurs différents aspects.

Les dyspeptiques, les cardiopathes, les pseudo-asthmatiques, les cérébraux et les neurasthéniques sont les types qu'on rencontre le plus souvent.

XIII. — Types de dilatés.

M. X..., âgé de 42 ans, occupe au Barreau une position importante dans une grande ville de province. Il souffre, depuis l'âge de 16 ans, de son estomac et de ses digestions. Il se croit incurable, ayant consulté bien des médecins, à Paris et ailleurs. Il se demande s'il n'a pas une lésion organique. Même à jeûn, mais surtout après les repas, il éprouve une gêne, une plénitude qui le forcent à déboutonner ses vêtements; il étouffe; il est tourmenté par des éructations; il est obligé d'aller au cabinet, en sortant de table pour diminuer la tension abdominale. Impossible de s'occuper d'affaires, de lire un journal, de recevoir un client.

M. X... me dit qu'il boit beaucoup en mangeant, 75 centilitres d'eau et de vin rouge, et, de plus, de la bière, entre les repas, toujours pour faire couler ses aliments.

De plus, il prend du rhum ou de la chartreuse, après ses repas, pour stimuler son estomac paresseux.

La magnésie qu'il prend souvent est le seul remède qui le soulage.

Il va à la garde-robe trois ou quatre fois par jour.

Je constate une matité énorme, avec tous les autres signes de l'encombrement de l'S iliaque, dans le côté gauche de l'hypogastre; du tympanisme stomachal très étendu.

Je demande au malade la diminution des boissons, la suppression des liqueurs et des consommations; je prescris: chaque jour, le matin, un lavement d'eau et de vin; avant les deux repas, une cuillerée à café d'élixir de Stoughton; une pilule de quassine avant la soupe (épaisse) du matin; une ceinture hypogastrique.

Au bout d'un mois, je revois le malade, qui est beaucoup mieux, qui n'a plus de matité à gauche, qui renaît à l'espérance, mais qui a de la peine à se résigner aux privations que je lui impose, pour la quantité des boissons et pour les liquides alcooliques.

Voici un second exemple de dilaté dyspeptique, tel que j'en rencontre tous les jours.

Un jeune homme de 29 ans, marié, présentant toutes les apparences de la santé, souffre, depuis cinq ans, de l'estomac. Chaque digestion est pénible et douloureuse; sitôt le repas, il faut courir au cabinet; les selles sont molles, répétées trois ou quatre fois par jour; les nuits sont mauvaises; le matin, il y a des vomissements glaireux. Le malade ne peut plus boire de vin; le vin, les liqueurs le brûlent en passant dans l'œsophage. Il boit du lait et prend du chocolat le matin.

La profession ici est importante: ce jeune homme cumule les fonctions de caissier, dans une maison de commerce, au centre de la ville, et celles d'organiste dans une paroisse suburbaine. Par conséquent, ses repas sont souvent irréguliers, précipités ou retardés.

Le ventre offre une proéminence énorme, un poids considérable; dur, tendu, il présente du tympanisme

cœcal, sous-chondral gauche, une matité complète, très
étendue, à la région hypogastrique gauche.

Prescription : lavements vineux ; laxatifs journaliers ;
ceinture élastique pour soutenir le bas-ventre.

Les vomissements et la pseudo-diarrhée de ce jeune
homme m'engagent à rappeler ici que j'ai signalé, chez
quelques dilatés, le vomissement mécanique, après le
repas, par le seul fait de se pencher en avant... D'autre
part, la diarrhée *paradoxale* des dilatés, des entéroptosiques, rend compte des faits de *colite chronique,* étudiés
par le Pr Potain (1), avec deux périodes : la période sèche
et la période catarrhale.

Le 4e groupe des atoniques intestinaux du Dr Malibran,
avec des poussées, plus ou moins répétées de colite, rentre
dans la même catégorie (2).

Le clapotage iliaque gauche, clapotage colique, signalé
par S. Possa (3), se rencontre dans des cas de ce genre.

2e DILATÉS CARDIOPATHES.

M. X. . ., âgé de 60 ans, à la tête d'une grande industrie,
à Paris, venu à Nantes pour aller au bord de la mer, me
consulte, le 9 août 1886, pour son cœur. Son médecin, à
Paris, l'a trouvé un peu gros, hypertrophié. Le malade
est oppressé, sue pour le moindre effort, pour la plus
petite course ; il a parfois le bas des jambes enflé.

Après examen attentif du cœur, négatif dans ses résultats, je constate que le patient, grand, rouge de figure,

(1) Potain. *Sem. méd.,* août 1887.
(2) Malibran, *loc. cit.,* p. 215.
(3) S. Possa. *Dilatation gastro-colique.* Jassi, 1887.

pourvu d'un embonpoint notable, a un ventre énorme,
lourd, tombant, mat, à gauche surtout, dans une grande
étendue. Il vient de déjeuner; la matité stomachale est
séparée de la matité de l'S iliaque par une zone de sonorité;
de même, il y a du son exagéré à droite de l'abdomen.
M. X... va chaque jour régulièrement à la garde-robe;
je lui fais prendre son ventre en dessous, à deux mains;
il est très surpris de respirer mieux, de se sentir plus à
l'aise. Je remarque, en passant, qu'il n'a pas de molaires.

Après l'avoir rassuré, je prescris: ceinture élastique
pour bas-ventre; lavement eau et vin, chaque matin;
élixir de Stoughton aux deux repas principaux; une pilule
de quassine, avec soupe épaisse, le matin.

Le 31 août, M. X... me revient guéri; le ventre est
aplati, sonore à gauche; les effets des lavements ont été
étonnants; le malade ne parle plus de son cœur et se
trouve tout à fait à l'aise, même en marchant.

Le fait précédent, les résultats, avant et après le
traitement, sont, chaque jour, constatés par moi, non
seulement chez des personnes âgées, mais sur des jeunes
gens et des adultes. Après quelques semaines, ces
malades, si préoccupés de leur cœur, me reviennent
enchantés, transformés; moins de ventre et plus à l'aise,
le cœur oublié; en trois mots, voilà leur bulletin de santé.

Un excellent confrère de la Touraine me fait l'honneur
de me consulter le 19 juillet 1886. Il a 65 ans; d'un
tempérament sanguin, petit, rouge de figure, le cou court,
chargé d'embonpoint (185 livres). Il croit, depuis deux
ans, avoir une hypertrophie du cœur; il entend des bruits
vasculaires, intenses, dans l'oreille gauche; il a senti des
douleurs et de l'engourdissement dans la main droite;
il étouffe, en marchant, après le repas. Il mange et boit

largement; il prend un ou deux verres d'eau, le soir, en se couchant. Un bon dîner le remet d'aplomb quelquefois pour deux jours.

Il n'y a rien d'anormal aux orifices; le cœur n'est pas hypertrophié; le pouls est très régulier, ni dur, ni expansif. Ce qui n'empêche pas le malade d'être très inquiet et de se faire ausculter par tout le monde.

Je constate un ventre énorme, lourd, flottant, en prolapsus sur les cuisses; mat, à gauche, à l'hypogastre; tympanisé partout ailleurs; pas de clapotage, à jeûn, au lit.

Même traitement, même succès.

Le 4 août, le malade m'écrivait : « Sous l'action de la ceinture, je deviens moins obèse, en dépit d'un appétit monstre que me donne l'élixir de Stoughton; les lavements ont produit les effets attendus et continuent à en produire. » J'ai appris, avec grande satisfaction, que mon honoré confrère se trouvait bien mieux et n'était plus gêné par son cœur.

3° DILATÉS PSEUDO-ASTHMATIQUES.

C'est encore un médecin qui me servira de type, pour cette forme clinique.

En juin 1886, le Dr X..., âgé d'environ 50 ans, vient me voir et me demander avis. Il tousse, il siffle de la poitrine; il ne peut rester couché; il a des crises d'oppression et de suffocation. Il a vraiment l'apparence d'un asthmatique. On lui a trouvé de l'emphysème, une lésion cardiaque; il a de l'herpétisme, etc.

Les artères temporales sont très développées; le visage est congestionné; les râles sonores, surtout dans l'expiration, sont bien ceux de l'asthme ; le ventre est gros, lourd, mat, etc.

L'iodure de calcium, que je conseille, n'est pas supporté ; le sel de seignette (15 grammes) produit trop d'effet ; la ceinture est portée, puis laissée.

Le 16 juillet, le malade revient ; il n'a plus de bruits bronchiques ; le cœur n'a pas de bruit anormal ; mais, à tout instant, le malade essaie une respiration, longue et profonde, avec un léger soupir ; puis, il a devant moi un spasme de respiration, avec larmes, voix éteinte, pendant une seconde ; il faut ouvrir la fenêtre.

Cette fois, je prescris : élixir de Stoughton, valériane, ceinture, lavement, bière, 2 verres seulement par repas.

Enfin, le malade, que j'ai revu plusieurs fois, se trouve mieux, si bien qu'il peut fumer de nouveau ; quoique le ventre soit toujours gros, la région hypogastrique est redevenue sonore ; la marche n'essouffle plus...

Ce confrère m'a rappelé un notaire de Bretagne, également dilaté, qui entrait toujours chez moi, se tenant le côté gauche et essayant une respiration profonde, l'air lui manquant d'une part, et la douleur de l'hypochondre gauche arrêtant l'inspiration.

4° DILATÉS NEURASTHÉNIQUES ET CÉRÉBRAUX.

Certainement, on peut toujours dire que les sujets observés sont des diathésiques, des névropathes, qui ne ressentiraient rien d'anormal de leur dilatation, sans une prédisposition morbide.

Admettons cette objection ; toujours est-il qu'en écartant la pierre d'achoppement, constatée par les seuls signes objectifs, on les soulage, on les délivre des troubles nerveux qui font leur supplice.

M. X..., 32 ans, de haute taille, occupant une très belle position, à Paris, a eu une légère atteinte de goutte à 30 ans. A cette occasion, son médecin lui conseilla de s'abstenir de liqueurs, de boire peu de vin, mais beaucoup d'eau.

Le malade croit avoir bu trop d'eau.

D'un teint blanc et rose, pourvu déjà d'embonpoint abdominal, il a eu beaucoup de fatigues physiques et morales, dans l'hiver 1885-86; puis, se trouvant en deuil, ne sortant pas, il s'est livré à un travail intellectuel, exagéré, au milieu de beaucoup de tracas.

Un soir, à 7 heures, en se mettant à table, il tombe en syncope. Depuis lors, nervosisme complet; impossible de manger avec sa famille; s'il veut se forcer, il subit, pendant deux heures, un état défaillant, des palpitations, un malaise extrême.

Tympanisme stomachal, très étendu; glou-glou souvent remarqué; matité considérable et malaise à la région hypogastrique gauche; constipation habituelle. M. X... prend un lavement avant son dîner; sans cela, il ne peut manger; il est trop plein. Il a remarqué des boules, avec des glaires, dans ses garde-robes.

M. X... se lève à 9 heures; prend du chocolat le matin, boit au moins trois verres par repas, prend du malaga à 5 heures du soir, du cognac après chaque repas, boit, encore en se couchant; tout cela me semble utile à réformer ou à supprimer.

26 août 1886. Prescriptions : ceinture; lavement eau et vin, le matin; quassine, lithine, ext. de valériane (ââ 0,05c) à chacun des deux repas; deux verres de bière légère par repas; pastilles de maltine avant et après.

6 septembre. Après dix jours de ce traitement, le malade
est beaucoup mieux; il a pu dîner à table, même avec
des amis, au lieu de manger seul, à part, comme autre-
fois. Il n'y a plus de matité iliaque gauche. Des boules
ont été rendues après de vives coliques; il y a toujours
du tympanisme stomachal.

Tout continuer.

16 septembre. Le mieux se confirme; M. X... mange
toujours à table, avec tout le monde. Il y a encore du
glou-glou et du tympanisme à la région sous-chondrale
gauche; mais la sonorité iliaque gauche est parfaite. Les
lavements amènent toujours des boules et des glaires.

En présence de ces signes objectifs et des heureux
changements obtenus, comment ne pas admettre l'influence
nocive, neurasthénique, de l'encombrement du colon
iliaque?

M. X..., négociant, 49 ans, se présente à moi, le 8 juin
1887, comme souffrant de vertiges de l'estomac. Deux ou
trois fois, il a eu des crises à tomber, presque sans
connaissance. Il a cessé les affaires, quitté la ville; il fait
de l'équitation, de l'hydrothérapie, etc.; il ne se remet
pas.

On lui dit : c'est nerveux, cela passera; et cela ne passe
pas. Il est toujours en crainte, sa vie est empoisonnée; il
ne peut sortir à jeun, traverser seul une place, entendre le
bruit des charrettes, etc.

Je constate : dilatation tympanique de l'estomac; matité
iliaque gauche, considérable; abdomen tuméfié, lourd....
à chaque crise de vertiges, éructations gazeuses inces-
santes.

M. X... va chaque matin à la garde-robe; jadis, il
mangeait vite, tard, irrégulièrement, beaucoup..., ceinture,

lavement, quassine, rhubarbe et les autres prescriptions ordinaires.

Le 17 juin, le malade revient; il s'est senti bien mieux après quelques jours de traitement, quoique les lavements, suivant lui, n'aient pas produit un grand effet. Mais il a remarqué des matières noires, en grumeaux; son ventre est mou, dépressible, sonore à gauche; le tympanisme de l'estomac a diminué.

Sauf après une journée de grande fatigue, le malade se sent tout autre.

Pour assurer la guérison, tout continuer.

XIV. — Résumé.

1° DES SIGNES DE L'ENTÉ-
ROPTOSE.

L'entéroptose est surtout une maladie de la femme (8 femmes, 1 homme. Glénard).

Elle se trouve également chez les riches et chez les pauvres.

La plupart des malades ne mangent pas, et craignent de manger de peur de souffrir davantage.

On est frappé de leur pâleur, de leur maigreur, de leurs traits, tirés et contractés, qui indiquent de longues souffrances, de leur attitude penchée en avant.

Le ventre est plat, rétracté, parfois volumineux, mais toujours mou, flasque, sans tension ni résistance.

2° DES SIGNES DE LA DILATA-
TION GASTRO-COLIQUE.

Les hommes y sont plus sujets que les femmes, qui prennent plus le soin de vider directement le réservoir stercoral.

Chez les pauvres, à l'hôpital, l'affection est très rare ; elle n'atteint presque toujours que les gens aisés.

Les malades mangent beaucoup, boivent de même, souvent irrégulièrement.

L'embonpoint, la figure colorée, le corps renversé en arrière, l'apparence de la plénitude et de la pléthore frappent l'observateur.

Le ventre est rond, proéminent, dur, tendu, tombant sur les cuisses.

Tous les troubles dyspeptiques, jusqu'au vomissement journalier, peuvent se rencontrer ; la constipation opiniâtre, la rétraction du gros intestin (entérosténose), sont ordinaires.

Les sécrétions muqueuses et gazeuses font défaut dans le colon, collé sur les scybales. Il y a cependant parfois une diarrhée rebelle, périodique ou alternante.

Les troubles réflexes sur les principales fonctions sont très variés ; mais la neurasthénie domine.

Les signes objectifs, le battement épigastrique, la corde colique transverse, le cordon sigmoïdal, le boudin cœcal, le prolapsus du rein droit, du foie..., doivent être cherchés méthodiquement.

L'épreuve de la sangle (relèvement et soutien du ventre) soulage notablement les malades. La contre-épreuve, c'est-à-dire la cessation brusque de la pression hypogas-

Tous les troubles dyspeptiques, le vomissement compris, sont observés ; mais, au lieu de la constipation, c'est souvent la multiplicité des garde-robes (diarrhée paradoxale), les sécrétions glaireuses qu'indiquent les patients. Le trop-plein parfois est tel que, sitôt le repas, il faut courir au cabinet.

Les troubles fonctionnels du cœur, du poumon sont, en partie, mécaniques ; mais, comme pour ceux du cerveau, les actes réflexes interviennent aussi.

La matité, souvent très étendue, la dureté, la saillie de la région hypogastrique gauche, le tympanisme exagéré, cœcal et sous-chondral gauche, complètent le tableau.

Le relèvement artificiel du ventre produit toujours un soulagement dont les malades sont surpris ; la pression n'est pas douloureuse.

trique, est pénible et donne une sensation de chute et de défaillance.

Dans l'étiologie on relève : les efforts brusques et violents, les chutes, l'équitation, la danse, la toux, les vomissements prolongés, les grossesses répétées, la convalescence avec amaigrissement...

L'influence des habitudes sociales et gastronomiques, des professions, est remarquable : notaires, avoués, médecins, négociants enrichis, voyageurs de commerce. Je ne parle pas des hommes politiques, n'en ayant vu que quelques-uns parmi mes dilatés.

———

XV. — Périodes, formes et indications de l'entéroptose.

F. Glénard [1] distingue trois périodes principales dans la marche de l'entéroptose.

« Dans la *première période* (gastrique, atonie gastrique par entéroptose), le malade ne se soigne pas, mange de tout, mais éprouve soit de la somnolence et du gonflement, soit du pyrosis et des aigreurs après ses repas ; le sommeil est interrompu pendant quelques minutes seulement à 2 heures du matin ; il a le plus souvent une selle un peu diarrhéique de suite après son premier repas ; il se sent moins fort. C'est dans cette période de l'entéroptose qu'on porte les diagnostics de dyspepsie vaporeuse, gastralgie, crampes d'estomac, anémie, dyspepsie utérine, leucorrhée par érosion.

» Dans la *deuxième période* (nésogastrique, gastroptose), le malade s'est lui-même sevré des corps gras, farineux, acides, crudités, du lait, du vin ; il se plaint de délabrement, fausse faim, creux, vide, etc., pendant la troisième heure qui suit les repas ; il reste éveillé pendant deux ou trois heures à partir de 2 heures du matin ; la constipation est habituelle, interrompue parfois par des débâcles ; le malade se plaint d'être toujours las, surtout au lever et vers 3 heures du soir. C'est dans cette période

<hr>

[1] F. Glénard, *Exposé sommaire du traitement de l'entéroptose.* *Masson.* Paris, 1887.

de l'entéroptose que sont posés les diagnostics de prolapsus utérin, lithiase biliaire (c'est la période des coliques sous-hépatiques ou de la première anse transverse) ; gravelle urique, dysmenorrhée, dyspepsie névropathique, dyspepsie rhumatismale, dilatation d'estomac, hypochondrie, rhumatisme nerveux.

» Dans la *troisième période* (neurasthénique, entérosténose), le malade a maigri de 15 à 20 kilog.; il ne se nourrit plus, il s'est jeté dans la diète lactée, les purées, les bouillons, les repas les plus invraisemblables ; il se plaint de pesanteurs ou de crampes d'estomac et souffre à peu près constamment ; l'insomnie est presque complète ; la constipation est invincible ; c'est à peine si les lavements quotidiens amènent de temps en temps quelques scybales grisâtres, glaireuses ou pseudo-membraneuses ; le malade se plaint d'une faiblesse extrême, sort à peine de chez lui ou il garde la chaise longue ; il présente les symptômes nerveux les plus variés, cérébraux, spinaux, sympathiques, dans le domaine psychique aussi bien que dans le domaine physique. C'est dans cette période que sont admis les diagnostics de neurasthénie, sclérose, cancer ou phthisie larvés, hypochondrie, névropathie, tabes, affections cérébro-spinales, cardiaques, cachexie nerveuse, maladie du rein mobile, de foie mobile, dilatation de l'estomac, etc.... Ce sont des malades incurables qu'on guérit en les interprétant comme des malades par entéroptose....

» Les indications fondamentales sont : relever et maintenir élevés les viscères digestifs; augmenter la tension abdominale ; régulariser les selles ; exciter les sécrétions du tube digestif et des glandes annexes; régler l'alimentation et favoriser la digestion; tonifier l'organisme....

» Le pyrosis, la crampe, le vomissement qui suit immédiatement le repas ou l'ingestion d'aliments, sont l'expression, à divers degrés, du spasme de l'anneau inter-loculaire gastrique. (Glénard admet la biloculation physiologique de l'estomac pendant la digestion.)

» Les douleurs à heure fixe et à long intervalle des repas sont provoquées par le passage des bols alimentaire ou fécal, d'une anse digestive à l'autre, à travers un orifice de communication sténosé. »

XVI. — Variétés et indications de l'encombrement colique.

La chute du coude droit du colon qui est la lésion primitive de l'entéroptose, se rencontre également chez les *dilatés*. Je l'ai constatée, de la manière la plus positive, dans diverses autopsies. D'un autre côté, d'après mes observations, l'encombrement du colon, de l'S iliaque, en particulier, me semble être la cause première, la plus fréquente, de la dilatation gastro-colique et de ses conséquences.

Inutile d'insister sur le cercle vicieux qui lie l'ectasie colique et l'ectasie gastrique.

L'une ou l'autre peut débuter; leur coexistence est réelle.

Pour le plus grand nombre des cas, c'est l'atonie, l'inertie des deux réservoirs dilatés qui semblent dominer. Mais, pour l'estomac surtout, au point de vue de l'anatomie pathologique, il faut bien admettre des cas d'hyperplasie, d'hypertrophie des fibres musculaires.

Le prolapsus du colon, surchargé et dilaté, n'a pas besoin d'être prouvé; il frappe tout d'abord l'observateur. Suspendu à l'estomac, il l'entraîne nécessairement dans sa chute. Afin d'éviter toute confusion, on peut néanmoins réserver le mot *entéroptose* pour la maladie de Glénard, en raison de la *sténose* du colon qui est un de ses signes les plus importants.

Outre leur aspect caractéristique, la plupart des dilatés

présentent, à la percussion de l'abdomen, trois zones distinctes : la région hypogastrique gauche est dure et mate ; la région cœcale est sonore ; la région sous-chondrale gauche est tympanisée (dans une étendue de 12 à 15 centim. G. Sée). De plus, le clapotage, après les repas et même à jeun (Bouchard), est facile à percevoir ; le foie, consécutivement engorgé par la bile, retardée dans son écoulement, donne parfois une matité, fort étendue, entre les deux zones sonores.

A ce type ordinaire des dilatés on peut adjoindre et comparer les cas extraordinaires d'ectasie gastrique ou colique, cités dans tous les ouvrages ; mais il serait injuste et fâcheux de limiter la pathogénie aux faits exceptionnels.

J'ai établi, parmi les dilatés, quatre principales catégories de malades : 1° les dyspeptiques ; 2° les cardiopathes et les pseudo-asthmatiques ; 3° les cérébraux et les neurasthéniques ; 4° les herpétiques. On peut en créer d'autres.

Tous sont plus ou moins tributaires des effets mécaniques, réflexes ou toxiques de la dilatation gastro-colique.

Après une sérieuse et méthodique exploration de l'abdomen, on trouvera toujours des indications rationnelles et positives.

Si les patients le voulaient bien, il serait très sage de vider d'abord complètement les deux réservoirs. Sans imposer à tous les rigoureuses pratiques de Leube (1) : cathétérisme répété, lavage, mensuration de l'estomac, les quatre régimes successifs, etc., on peut dire que les méthodes thérapeutiques du prof' d'Erlangen sont très instructives et très profitables. Je ne citerai que ceci : ses

---

(1) Leube, *Bul. thér.*, 30 janv. 1886. Deschamps (de Riom).

recherches sur des gens en bonne santé lui ont démontré qu'un estomac bien portant (sauf les exceptions) se rend maître, en six ou sept heures, de la nourriture introduite en quantité modérée et s'en débarrasse ; qu'un lavage fait à la septième heure doit donner une eau pure.

De même pour le colon, il ne faut pas se contenter de prescrire des évacuants, de draguer l'intestin encombré en créant ou en élargissant un chenal central qui ne laisse passer que les liquides ou les matières molles, il faut ranimer l'énergie musculaire du tube dilaté, détacher les scybales et les mucosités des cavités sigmoïdes, prévenir leur distension ultérieure et soutenir les parois abdominales qui ont perdu leur ressort.

Dans des cas exceptionnels, on pourrait recourir à la méthode américaine, l'introduction de la main jusque dans le colon, qui récemment a donné au professeur Guillemet un éclatant succès (1).

Au moins, quand il y a quelque doute sur l'état de la cavité rectale, *qu'on y mette le doigt* (Trélat). — Des guérisons inespérées, comme on en publie souvent, seront la récompense de cette sage pratique.

---

(1) Thèse de Letenneur, de Nantes. Paris, 1888. Une dame, arrivée au terme de sa grossesse, avait une tumeur stercorale, si énorme et si bizarre, qu'on avait pensé à l'opération césarienne.

XVII. — Entéroptose et dilatation gastro-colique chez le même sujet.

J'ai rencontré quelques malades qui m'ont présenté les signes réunis de l'entéroptose, telle que l'entend Glénard, et de la dilatation gastro-colique.

Chez ces malades, j'ai noté, à la fois, le prolapsus des parois abdominales, de l'intestin, du foie, du rein droit, d'une part ; d'autre part, la dilatation tympanique de l'estomac ; la matité, très étendue, avec tuméfaction et dureté, de la région hypogastrique gauche ; le ventre lourd ; l'épreuve de la sangle soulageant toujours ; les matières de très petit volume, ou bien la *diarrhée paradoxale.*

Dans ces cas mixtes, j'ai pu, par un traitement approprié, remédier, à la fois, à la dilatation gastro-colique et à l'entéroptose ; la thérapeutique, nous le verrons bientôt, est presque identique.

J'avais traité, il y a 6 ans, un de ces malades, pour une dilatation de l'S iliaque ; après un mois de traitement, il s'était complètement rétabli. Affecté récemment de vertiges terribles, allant jusqu'à la chute, il me présenta un ventre mou, flasque, avec prolapsus de l'hypogastre : et cependant la région iliaque gauche était mate, dans une grande étendue, lourde et résistante, en faisant l'épreuve de la sangle. L'ancienne distension de l'abdomen n'avait pas permis aux parois de reprendre leur ressort.

Mlle B..., modiste, 40 ans, vomit trois ou quatre fois par jour, en général dès qu'elle se lève. Elle a fait jadis des chutes nombreuses, à cheval, en voiture ; elle a soulevé souvent, à bout de bras, de gros paquets, très lourds. Elle boit au moins trois ou quatre verres par repas ; elle va chaque jour à la garde-robe...

Je constate, en l'examinant à plusieurs reprises : 1° ptose du rein droit ; 2° dilatation et matité, très étendue, à la région hypogastrique gauche ; 3° ventre gros et lourd ; 4° dilatation tympanique de l'estomac ; 5° épreuve de la sangle très favorable et très concluante.

Prescription : laxatifs journaliers ; ceinture élastique, sur la peau, jour et nuit, très bas ; gouttes amères, etc.

Au bout de quelques semaines, elle est bien mieux, ne vomit plus, n'a plus mal au cœur en se levant ; région iliaque gauche redevenue sonore.... Bref, la santé se rétablit.

Mlle X..., tailleuse, 29 ans, a fait, il y a trois ans, une chute sur le côté droit. Il y a dix-huit mois, elle a eu de violentes coliques, avec vomissements, fièvre ; elle est restée au lit plusieurs jours presque sans connaissance. On a dit qu'elle avait eu une péritonite. Depuis ce moment, toujours souffrante, pâle, gênée après les repas, elle ne peut rien soulever ; elle se tient penchée en avant, avec sensation de malaise intérieur, très prononcé. La station debout et la marche la fatiguent beaucoup. Elle ne dort pas.

Je constate : 1° un encombrement colique gauche, avec matité complète, très étendue ; 2° à droite, sous les côtes, un point très sensible ; un mois plus tard, à un 2e examen, je constatai que c'était bien le rein droit en prolapsus ; 3° l'épreuve de la sangle est très concluante ; quand on lâche le ventre, c'est comme une pierre qui tombe.

Ceinture, laxatifs....

La première semaine, elle rend beaucoup de boules dures, sèches. Le sommeil, l'appétit reviennent ; la sonorité hypogastrique reparaît. La malade se rétablit si bien qu'elle se marie.

Trois mois après son mariage, je l'examine ; je retrouve, à un moindre degré, les premiers symptômes. Cependant, la malade peut marcher, travailler ; elle reconnaît que la ceinture lui fait grand bien ; les laxatifs négligés seront repris.

D'après ces faits, la *ptose* et la *sténose* de l'intestin ne seraient pas toujours et nécessairement réunies.

Le prolapsus s'associe aussi bien à la dilatation et au relâchement de l'intestin qu'à son resserrement et à sa contraction.

Les réflexes, nous l'avons dit en débutant, peuvent produire des effets opposés : tantôt de l'*inertie* et par suite, une *dilatation atonique* ; tantôt du *spasme,* d'où la *rétraction* ou *sténose.*

XVIII. — Traitement curatif des entéroptosiques et des dilatés.

1° Pour les uns et pour les autres, le rétablissement de l'équilibre abdominal, la restauration du point d'appui nécessaire, à la partie inférieure de l'abdomen, voilà la première condition thérapeutique à remplir. Depuis dix ans, je prescris, aux *dilatés*, une *ceinture*, appliquée très bas, sur la peau ; élastique, pour se mouler sur le corps et pour être supportable ; gardée constamment, si l'on peut, pour redonner du ton à la paroi abdominale et à l'intestin.

Glénard veut aussi que la ceinture, le premier moyen à conseiller aux entéroptosiques, remplisse le double but de serrer très bas et de serrer beaucoup ; c'est lui qui a démontré qu'elle convient, qu'elle est indispensable aux ventres maigres et excavés, non moins qu'aux ventres proéminents.

Le modèle proposé par Glénard (1) n'est pas toujours facilement accepté.

Dans la pratique ordinaire, il faut modifier, essayer, adapter à chaque malade le moyen contentif, en ajoutant, au besoin, des bourrelets protecteurs et des coussins variés, et en supprimant des baleines offensives. Les

(¹) Glénard. *Exposé sommaire du traitement de l'entéroptose.* Paris, Masson, p. 18.

ventres mous et flasques, sont bien plus difficiles à soutenir que les ventres tendus.

Déjà recommandée aux obèses par Brillat-Savarin, aux dilatés par Duplay, Kussmaul, Guéniot, etc., la ceinture non seulement remédie au prolapsus viscéral et pariétal, mais aussi empêche une distension nouvelle du contenant et du contenu. C'est un appui nécessaire pour les contractions musculaires, et un adjuvant utile contre les congestions passives, les stases et les encombrements dans le tube gastro-intestinal.

2° La seconde condition thérapeutique, qui convient, qui est nécessaire aux entéroptosiques comme aux dilatés, consiste à vider, d'une part, le tube digestif, à aider, d'autre part, la fonction digestive, entravée soit par inertie, soit par spasme et rétraction du tube gastro-intestinal, soit par vice des sécrétions normales.

Comme Glénard, je prescris d'abord un laxatif quotidien.

Le laxatif est le seul vrai somnifère pour le dyspeptique (Glénard).

Au réveil, chaque matin, une petite dose de purgatif salin (4 grammes de sulfate de soude, avec 3 grammes de sulfate de magnésie ; ou 1/2 verre d'eau purgative naturelle) ; le soir, une pilule composée d'aloès et d'extrait de rhubarbe, ââ $0^g,05^c$; ou bien, avant chaque repas, un cachet : aloès $0^g,03^c$, bicarbonate de soude $0^g,75^c$, voilà ce qu'il conseille, en général, aux entéroptosiques.

Aux dilatés, tant que les réservoirs ne se vident pas bien, les évacuants ne sont pas moins nécessaires. Les moyens directs et mécaniques, tube de Faucher, lavage de l'estomac, lavements et douches ascendants, tout cela peut être utile. Mais naturellement on choisit, le plus souvent, les moyens les plus simples, quand ils peuvent suffire.

Ainsi, pour l'encombrement colique, je prescris souvent :

A. Le soir, au coucher, une pilule de podophyle, d'Euonymine, ou les grains de santé, les grains de vie, ou les pilules Ecossaises, etc.

B. Le matin, au premier déjeuner, un mélange de rhubarbe, de magnésie, de fève Saint-Ignace ou de noix vomique ; parfois une cuillère à potage d'huile d'amandes douces dans du thé chaud ou du lait.

C. Chaque jour, un lavement d'eau et de vin blanc ou de glycérine ; on doit parfois alterner les lavements émollients avec les lavements plus ou moins stimulants. A l'occasion, j'aurais volontiers recours au procédé, recommandé par le D\u1d63 Malibran : lavement, à retenir, le soir ; massage intestinal, le matin, enfin douche ascendante. (P. 290, *loc. cit.*)

Aux malades qui ne sont pas difficiles pour le goût, je fais souvent chiquer, après le déjeuner ou le dîner, un fragment de rhubarbe bien choisie. C'est une pratique, de tradition, dans certaines familles, dont j'ai reconnu maintes fois l'efficacité.

En même temps qu'on vide le tube digestif, il faut absolument corriger ou rétablir les sécrétions normales, tantôt combattre les spasmes et l'intolérance, tantôt réveiller l'énergie musculaire, les contractions péristaltiques, surtout aux deux extrémités du tube digestif. Vomissements et diarrhée, inertie, sténose et encombrement de l'intestin, qu'on ne l'oublie pas, peuvent se rencontrer chez le même sujet.

Dans les classes privilégiées, l'hydrothérapie et l'électricité, les eaux minérales, à la source ou à domicile, trouveront souvent leur indication.

Mais, pour la pratique commune, pour rendre le traitement facile à tous, disons simplement qu'il ne faut rien négliger, rien dédaigner de ce qui peut aider la digestion.

Les amers et les préparations strychnées, les reconstituants et les eutrophiques, les antispasmodiques et les calmants, les frictions sèches et le massage abdominal, les stimulants et les toniques, les acides et les alcalins... trouveront tour à tour leur emploi.

C'est ainsi que je prescris souvent, au début des deux repas principaux, les gouttes amères, l'élixir de Stoughton ou l'élixir de Gendrin ; parfois l'iode et l'arsenic ; après les repas, l'éther, l'eau chloroformée, la valériane ou quelque liqueur...

Un mot spécial pour les alcalins, auxquels Glénard attache une grande importance.

L'entéroptose, dit Glénard, à sa deuxième, à sa troisième période, est peut-être la plus remarquable indication de Vichy. Les entéroptosiques, d'après sa statistique, forment le quart, presque le tiers, des malades de cette station.

J'ai envoyé aussi des *dilatés* à Vichy ; ils se sont, en général, bien trouvés de la cure ; mais plusieurs, pour lesquels l'encombrement colique n'avait été ni assez remarqué, ni assez combattu, ont dû, au retour, subir un complément de traitement, par une attaque directe contre l'inertie de l'S iliaque.

Le carbonate de lithine, le bicarbonate de soude, les eaux alcalines trouvent souvent leur indication chez les dilatés.

Le plus souvent, je me trouve bien de leur prescrire,

comme aux entéroptosiques, 1/2 cuillerée à café de bicarbonate de soude, une, deux, trois heures après un repas, dans un peu d'eau sucrée.

3° *Le régime.* — Glénard est très strict et très sévère sur ce point.

Comme Leube, il donne une échelle de digestibilité des aliments qui sera utile à consulter. La viande crue, les œufs crus, le pain rassis, le café au lait, les viandes grillées et rôties sont au haut, mais le vin et le lait sont au bas de l'échelle.

Je crois néanmoins, d'après l'expérience journalière, qu'il n'y a pas toujours besoin d'être si sévère et si exigeant ; dans les cas extrêmes, invétérés, que le traitement soit rigoureux et complet, je le veux bien ; mais que de malades ne rebutera-t-on pas par des prescriptions trop difficiles ou trop compliquées !

Il faut laisser à la sagacité du médecin le soin de juger et de choisir ce qui est utile et possible, pour le patient, même dans la vie ordinaire.

En étudiant, pour chaque cas particulier, les causes et le degré de la ptose ou de la dilatation, on indique immédiatement le régime qui convient le mieux.

La quantité, la qualité des aliments et des boissons, les heures et le nombre des repas, la mastication, les occupations, l'exercice, l'hygiène, tout doit être rapidement passé en revue. D'après l'âge, la position sociale, la profession, etc., on devine d'instinct une foule de recommandations utiles ou nécessaires.

Le malade, convaincu par le témoignage de ses propres sens, pendant l'examen physique qui a été fait, mis sur la voie de l'origine de ses longues souffrances, donne sa confiance et fait ce qu'on lui dit. Avec quelques tâtonnements et un peu de patience, on arrive ainsi, le plus souvent, à un résultat, heureux pour le malade et honorable pour le médecin.

En présence des dyspeptiques, des cardiopathes, des pseudo-asthmatiques et des neurasthéniques, l'important est de penser souvent à une perturbation possible de l'équilibre abdominal : à l'entéroptose et à la dilatation gastro-colique. C'est une double clef qui rend, dans les cas ordinaires, de fréquents services, et, dans les cas rares, exceptionnels, obtient des succès inespérés.

PRINCIPALES PUBLICATIONS

DU MÊME AUTEUR.

1º *Du pansement par occlusion dans les fractures compliquées.* Arch.
gén. de médecine. 1852.

2º *Du rhumatisme goutteux chez la femme.* Thèse inaugurale. 1853.

3º *Des vertiges de cause nerveuse ou vertiges nerveux.* Journal de la
Section de Médecine de la Société Académique de la Loire-Inférieure.
1858.

4º *De l'utilité du traitement interne par l'iodure de potassium dans les
ulcères des jambes, lors même qu'ils ne sont pas syphilitiques.* Idem.
1858.

5º *Sur le développement imprévu des tubercules et de la phthisie.*
Idem. 1863, 1864.

6º *De l'utilité des solutions iodées iodurées dans les paraplégies.* Bul.
gén. de thérap. 1868.

7º *Des hémoptysies congestionnelles.* Journal de méd. de l'Ouest. Nantes.
1872.

8º *L'abandon de la saignée est-il un progrès ?* Idem. 1876.

9º *Rhumatisme articulaire chronique progressif; sa guérison possible;
à quelles conditions ?* Idem. 1879.

10º *De la dilatation passive de l'S iliaque et de ses conséquences au
point de vue clinique.* Idem, et Revue de médecine. 1880.

11º *Toux splénique, toux hépatique; aspect cachectique pouvant faire
craindre la phthisie pulmonaire.* Revue de médecine. 1883, et Journal
de médecine de l'Ouest. 1882.

12º *Asthmatiques et catarrheux; asthme vrai ou faux; indications et résultats thérapeutiques*. Bul. gén. de thérap. 1883. Journal de méd. de l'Ouest, 1882.

13º *Du traitement médical des vomiques*. Bul. thér. 1884.

14º *Le mouvement malgré la douleur dans le rhumatisme articulaire chronique*. Semaine médicale. Paris. 1886.

15º *De la dilatation gastro-colique*. Semaine méd. de Paris et Gaz. méd. de Nantes. 1886.

16º *Nouvelle étude clinique de la dilatation gastro-colique commune*. Sem. méd. Paris, 1887.

17º *De la guérison du rhumatisme articulaire chronique*. Revue gén. de clin. et de thér. 1889.

Etc., etc.

Imp. vᵉ Camille Mellinet, pl. Pilori, 5. — L. Mellinet et Cⁱᵉ, sucrs.

www.ingramcontent.com/pod-product-compliance
Ingram Content Group UK Ltd.
Pitfield, Milton Keynes, MK11 3LW, UK
UKHW031826170726
13836UKWH00004B/1512